OBSERVATIONS

SUR LA

POUSSE DES CHEVAUX

ET

L'EMPHYSÉME

DE TOUS LES

ANIMAUX

ET SUR LE MOYEN DE LES ÉVITER.

OUVRAGE

DÉDIÉ

A la Société centrale d'Agriculture

DE ROUEN.

Par Alexandre SELLIER.

IMPRIMERIE DE Vᵉ A. SURVILLE, RUE DES BONS-ENFANTS, 46-48,

ROUEN.

A Messieurs les Membres de la Société centrale d'Agriculture de Rouen.

Messieurs,

Le souvenir des honorables témoignages d'intérêt que vous m'avez accordés pour les observations pratiques que j'ai eu l'honneur de vous soumettre, m'a seul conduit à vous dédier ce petit opuscule, résultat de travaux nombreux et consciencieux.

Dans l'espoir que vous accueillerez avec bienveillance cette dédicace,

Recevez, Messieurs, l'assurance de mon profond respect,

A. **SELLIER.**

ROUEN,

IMPRIMERIE DE Vᵉ A. SURVILLE,

rue des Bons-Enfants, 46-48.

AVANT-PROPOS.

Au moment où l'on a fait descendre ma ville natale de son rang académique, sous prétexte du rapprochement des distances au moyen des voies ferrées, j'ai pensé que ses enfants devaient, tous, concourir à faire ressortir l'utilité des sociétés savantes à Rouen ; car Paris ne peut suffire à tout, comme on l'a cru.

Pour le prouver, il me suffira de dire ici que, depuis le mois de septembre 1847, je suis en instance, à Paris, auprès du pouvoir, des Chambres et de l'Académie des sciences, pour obtenir quelques contre-épreuves de mes observations sur l'emphysème des animaux, mais en vain ; car, ici, des commissions hippiques sont nommées, lesquelles, faute de renseignements sur une découverte nouvelle, n'ont pu donner le moindre éclaircissement sur la question.

Là, j'ai trouvé l'indifférence, reléguant dans des cartons, hors portée, une découverte qui demandait des études ;

Ailleurs, j'ai trouvé la critique et l'incrédulité s'appuyant sur l'erreur ;

Une autre fois, enfin, en vingt-quatre heures, la disparition de deux lettres à la même adresse.

Au résumé, Comités, Académies, Sociétés hippiques, Sociétés d'Agriculture, tous ont dédaigné le raisonnement et mes demandes de contre-épreuves ; et cela parce que tous ces corps savants de Paris avaient à faire autre chose que de contrôler les études d'un villageois.

Aussi, je me plais à le dire, sans les honorables encouragements de la Société d'Agriculture de Rouen, peut-être n'aurais-je donné aucune suite à mes observations, en ne faisant pas voir le jour au mémoire suivant ; car, sans le commencement de contre-épreuves, ordonnées et faites par cette honorable société, je n'aurais jamais osé poursuivre, avec tant de persévérance, et surtout publier la solution d'un problème qui, depuis si longtemps, intéresse l'État, la science et l'agriculture.

OBSERVATIONS

SUR LA

POUSSE DES CHEVAUX

ET

L'EMPHYSÈME

DE TOUS LES ANIMAUX

Et sur le moyen de les éviter.

Dans toutes les espèces, certains animaux sont sujets à l'emphysème, première phase de la pousse :

Cependant, le monde ne s'occupe guère que de celui du cheval, et ne connaît cette affection que dans l'espèce chevaline. Je dois donc commencer par elle, parce qu'au point de vue général, elle est la plus importante, la plus multipliée et la plus apparente. Aussi l'affection des autres animaux, qui est pour le moins aussi importante, est-elle considérée comme étant d'un intérêt fort secondaire.

En effet, comme on l'a dit, les chevaux sont partout, tandis que les autres animaux, réunis en troupeaux à la campagne, ne sont importants que localement, et on ne leur porte intérêt qu'autant qu'ils font partie de la propriété personnelle ou de celle du voisin. De plus, le cheval intéresse directement un plus grand nombre de classes dans la société, car, en sus de son utilité et de son aptitude à tous les genres de travaux, il est le seul qui puisse être, à la fois, un objet de luxe, d'agrément et d'utilité ; il est le seul qui aide l'homme à soutenir sa nationalité et sa gloire en partageant ses combats.

D'ailleurs, il n'y a nul inconvénient, car, en expliquant la pousse chez une espèce, on donne la cause de celle des autres.

Jusqu'ici, on s'est contenté de considérer la pousse comme une maladie acquise par excès de travail, de course rapide après manger, ou par refroidissement. Et cela, parce qu'il est plus facile, la plupart du temps, plus commode pour la grande majorité des cultivateurs surtout, d'adopter un préjugé que de s'assurer de ce qu'il y a de certain.

J'aurais désiré pouvoir traiter ce sujet très-laconiquement, pour ne pas fatiguer l'attention de ceux qui me liront; mais, étant d'une profession peu compétente, en pareille matière, je dois commencer par peser logiquement chaque partie du préjugé qui si longtemps a fait loi dans l'opinion publique.

L'excès de nourriture donne des indigestions, le dérangement excrémentiel, des tranchées, des irritations ou inflammations d'estomac et d'intestins. Donc, s'il a quelque action sur le poumon, ce ne sera certainement qu'après l'avoir marquée sur ces divers organes.

Or, remarque-t-on ces indispositions dans l'estomac ou les intestins des chevaux le jour où l'on s'aperçoit que leur pousse est déclarée? Sont-ils accablés, abattus plus que d'usage? Cessent-ils subitement de manger, comme dans ces cas-là?

L'excès de course, après manger, agit sur la rate par un gonflement douloureux autant que sur les vaisseaux du cœur par suite de palpitations immodérées; donc, si c'était à cette cause que fût due la pousse, ces parties seraient malades bien avant le poumon. L'excès de travail extraordinaire épuise toutes les parties du corps, mais, toutes contribuant au travail, elles ne peuvent rester intactes toutes, tandis que le poumon seul sera affecté d'une manière si notable par l'emphysème.

De plus, dans le cheval, poussif ou non, l'excès de travail se traduit par des fourbures, les jointures bouletées, un épuisement général. Mais ne voit-on pas des chevaux poussifs exempts de ces signes de fatigues, et encore neufs et très-sains dans leurs membres?

Si l'excès de course accélérée, après manger, rendait les chevaux poussifs, pas un cheval de poste ou de diligence n'échapperait à cette affection, car tous, vu le poids de la charge transportée, sont forcés de vitesse au delà de leurs facultés ordinaires et durables. Aussi, tous sont prématurément forcés dans leurs membres, mais dans leur nombre, ou ne trouve pas plus de poussifs qu'ailleurs.

Enfin, les chevaux de l'armée, en campagne, éjeunés parfois des semaines entières (comme cela est arrivé en Afrique), harassés par un travail presque sans repos, substantés souvent d'un quart de ration seulement, pendant cet espace de temps; puis, tout à coup, quand les circonstances le permettent, mis en pleins champs, ne se trouvent-ils pas bientôt repus autant que possible, après avoir mangé avec la plus grande avidité?

Si alors un coup de trompette sonne, ne sont-ils pas aussitôt livrés à une course forcée et souvent prolongée plus que de raison? Or, qui a jamais entendu dire que ces régiments, au retour de si rudes campagnes, eussent offert plus de cas de pousse que ceux restés en garnison, quoiqu'ils aient toujours présenté plus de maladies d'un autre genre ?

Pourquoi certains chevaux qui meurent de vieillesse après avoir éprouvé toutes les vicissitudes d'une existence tourmentée et mal soignée, ne présentent-ils aucune des anomalies qu'on trouve chez les chevaux poussifs, et tombent-ils sans l'être?

Par contre, les chevaux de luxe, chevaux de maître, ceux de cultivateurs, et surtout les poulinières, tous sujets si ménagés, n'étant jamais exposés à ces accidents de travail ou de course forcés, tous ces sujets dont la nourriture est si bien réglée, d'après les prescriptions hippiques, ne devraient jamais connaître la pousse! cependant, il s'en trouve, là, tout autant qu'ailleurs, tout comme dans les autres catégories.

Le poulain, qui, sans avoir connu la bride, devient poussif dans l'herbage qui l'a vu naître, quelquefois dès trente mois ; les moutons et les vaches qui jamais ne courent ni ne travaillent, comment deviendraient-ils poussifs? si la cause était celle que l'on a imaginée.

L'on peut encore se demander comment le cheval, qui, avec le chien, est, de tous nos animaux domestiques, le mieux disposé pour la course prompte et facile; qui, en outre, est doué d'un poumon si vaste et si rustique, soit justement celui dont le poumon est le plus fréquemment et le plus gravement atteint de la pousse, et soi-disant gêné par la course.

Ces réflexions sur les motifs prêtés à la pousse, ces questions posées, je vais tâcher d'y répondre, non pas en homme de l'art, non pas en termes scientifiques, mais par l'examen des faits, dont les conséquences que l'on doit en tirer se trouvent expliquées par les preuves que je donne à l'appui. Comme je laisse parler les exemples que je cite, et que l'on peut en trouver par centaines de pareils, dans l'agriculture, le bon sens et l'expérience prouveront que j'ai raison, malgré l'opinion de certains docteurs en art vétérinaire.

D'abord examinons les différences que l'on remarque entre les chevaux prédisposés à la pousse précoce et intense, entre les chevaux poussifs et ceux qui meurent de vieillesse ou par accident, sans avoir la plus faible atteinte de pousse et sans dénoter ni les mêmes anomalies, ni les mêmes difformités.

1° Le cheval arrivé à la pousse a, jeune comme vieux, le sternum dévié d'une manière plus ou moins palpable, suivant que la pousse est plus ou moins intense, et a été plus ou moins précoce.

Il en est de même pour celui qui doit le devenir.

2° Il a, dès sa naissance, le poumon piqué par l'emphysème, peu facile à observer peut-être lors de sa naissance, mais plus facile à mesure qu'il vieillit.

par l'agrandissement graduel des vésicules emphysémateuses, lesquelles s'altèrent par une putréfaction spontanée et locale comme celle de l'œuf emphysémé, jusqu'à ce que tout l'organe soit entrepris de manière à entraîner la mort du sujet affecté.

3° Il a le foie empreint d'une teinte terne ou jaunâtre, au lieu d'être d'un brun foncé comme celui des animaux qui n'offrent pas la difformité précitée.

4° On trouve chez ces animaux, et, suivant le degré d'emphysème, beaucoup moins de graisse, même quand ils sont bien en chair. Il en est de même dans tous les animaux, qu'ils soient ovipares ou vivipares, mammifères ou non.

5° Ils ont un appétit plus insatiable que celui des autres chevaux, et, malgré cela, ils sont plus difficiles à maintenir en bon état.

6° Ils ont un feu, une ardeur qui a fait admettre l'opinion, *généralement adoptée*, que ce sont les meilleurs chevaux qui deviennent poussifs. Cette particularité s'explique facilement, du reste, puisque l'on sait que toutes les affections pulmonaires, quelle qu'en soit l'origine ou la nature, rendent plus impatients, plus ardents, plus irritables, les sujets qui en sont affectés.

Où donc trouver l'origine primordiale de l'emphysème, et les causes des anomalies qui l'accompagnent?

1° Dans les accouplements mal combinés, c'est-à-dire dans les accouplements entre producteurs et produits, surtout quand ils sont répétés dans plusieurs générations successives;

2° Dans l'emploi de producteurs marqués du sceau de l'emphysème (la déviation du sternum);

3° Dans l'emploi fréquent et constant des juments poussives pour la reproduction de l'espèce, ce qui, on ne *saurait trop le dire*, aggrave les cas de cette affection, comme dans toutes les espèces et races bovine, ovine, porcine, etc.

CHAPITRE II.

Prétentions et opposition de la science à ce sujet.

À ce système, basé sur l'observation des faits et sur l'expérience, comme on peut s'en convaincre par les annotations ci-jointes, MM. les professeurs d'Alfort m'ont opposé que je n'étais pas vétérinaire.

J'en conviens! Mais, sans contre-épreuves, ces messieurs ont répondu:

« Les observations consignées dans l'opuscule du sieur Sellier donnent la preuve qu'elles sont l'œuvre d'un homme complètement étranger à l'hygiène, à l'élève et aux maladies des animaux domestiques (1). »

Pour ce qui est des deux premières inculpations, le public en jugera, et je laisse le soin de leur prouver le contraire à ceux que ce mémoire engagera à en étudier le sujet.

---

(1) Textuel. — Lettre adressée au ministre de l'Agriculture, le 2 novembre 1848.

Pour le troisième reproche concernant les maladies, il est vrai que je ne me suis occupé spécialement que des recherches à faire sur l'affection emphysémateuse du poumon dans les animaux, et qu'il serait très-possible que je fusse très-maladroit, si je voulais, mal à propos et sans études préalables, traiter toute autre affection ou maladie; mais, pour celle-là, le bon sens et les contre-épreuves diront si les opinions émises par moi sont de simples rêveries et une théorie sans bases.

« Les opinions émises par l'auteur de ce mémoire, toujours au dire de ces messieurs d'Alfort, tant sur les causes de la pousse que sur les moyens de prévenir cette grave affection, n'étant pas le résultat d'études pratiques, ne sont susceptibles d'aucune application à l'hygiène, à l'éducation du cheval et à la pathologie vétérinaire. » (2)

Qui croirait, en lisant ces lignes, que MM. les professeurs d'Alfort ont eu mon mémoire à l'étude pendant six mois environ, du 22 mai au 2 novembre 1848, pour dresser une si brillante réfutation et pour trouver des raisons aussi péremptoires et aussi concluantes?

Après des arguments de cette force, qui donc osera élever la voix en faveur de mon système et de mes expériences, combattues par les détails de contre-épreuves si écrasantes et si concluantes tout à la fois contre les faits servant de base à cet exposé?

Comment oser maintenant reparaître sur la brèche, quand ces messieurs ont, de l'école d'Alfort, fulminé contre une idée neuve venant d'un homme à qui l'on n'a pas dit : *Dignus es intrare in nostro docto corpore?* Que faire d'un système écrasé, anéanti, par le poids de leur science diplômée!

Qu'on me pardonne, mais je vais transcrire ici ce que j'ai osé répondre :

« S'il s'agissait d'un cours de pathologie générale vétérinaire, certes, je m'inclinerais humblement sous la décision de ces messieurs d'Alfort, mais ici la question n'est pas là : il s'agit simplement d'un fait échappé jusqu'alors à la perspicacité de la science, ou qu'elle n'a pas encore envisagé.

« L'objet en question est de constater :

« 1° Le peu d'affinité, ou, pour mieux dire, le plus ou moins d'affinité qui existe entre le germe d'un producteur quelconque et les ovaires de ses produits, surtout de ses produits de plusieurs générations successives dont il est le seul fécondateur.

« 2° Les inconvénients graves qui en sont la funeste conséquence, soit les dix à douze sortes ou degrés principaux d'emphysème, ainsi que les pertes qui en résultent. » (3)

<hr>

(2) Textuel. — Même lettre, 2 novembre 1848.

(3) Les pertes ou non-valeurs occasionnées par l'emphysème exigeant une place assez étendue, j'en ai fait un article séparé à la fin de cet ouvrage.

Mon mémoire, disent ces messieurs, n'est pas le résultat d'études pratiques.

Qu'en savent-ils ? puisqu'en six mois de temps ils n'ont pas daigné faire une contre-épreuve du plus petit ordre. S'ils l'avaient faite, ils se seraient bientôt convaincus du contraire. Ma correspondance avec la Société centrale d'Agriculture de Rouen et les faits vérifiables que je cite à l'appui dans mes annotations en font foi.

Mais, pour la haute science de ces messieurs de Charenton, autant il est au-dessous d'eux d'examiner une recherche scientifique ou expérimentale qui n'est pas indiquée par eux, autant il est commode et facile de fulminer contre une idée neuve qui n'émane pas d'un savant à diplôme.

C'est ainsi qu'on agissait du temps de Galilée, de Christophe Colomb et de Fulton.

Mais, me dira-t-on, par l'une des causes que vous donnez à la pousse, vous la rangez dans la catégorie des maladies héréditaires et constitutionnelles natives ; c'est contraire au dire de la science, qui a constaté que les chevaux poussifs donnent des poulains qui ne le sont pas.

Donc, vous avez tort !

L'argument, au premier abord, paraît sans réplique, et pourtant je répondrai : C'est comme si l'on me disait qu'un couple de volailles emphysémées au plus haut degré et bien marquées du cachet emphysémateux (la déviation du sternum) ne donnent pas d'œufs putréfiés dits couvis.

Mais qu'importe ! si les œufs ne sont pas putréfiés quand la poule les pond ? Ne suffit-il pas, pour prouver la transmission, que les œufs soient marqués d'emphysème ? ne suffit-il pas qu'ils soient souvent infécondés, et, par suite, putréfiables à la chaleur d'incubation plus promptement que les

---

J'ai dit les dix à douze degrés principaux, car on conçoit que la combinaison des accouplements peuvent, presque autant que les chiffres, varier à l'infini, il faudrait en faire un ouvrage spécial et long qui deviendrait inutile quand, à force d'éviter les accouplements entre producteurs et produits, ainsi que l'emploi des juments poussives ou devant le devenir, on aura éteint l'emphysème et ses suites.

Le seul cas dont on se mettra le plus difficilement à l'abri, est le dernier degré, qui est aussi le moins nuisible et le moins redoutable : je veux parler de l'emphysème atténué dans un sang par plusieurs améliorations successives apportées dans les accouplements de plusieurs générations dont les premiers auteurs possédaient l'emphysème au moment de la conception. Ce degré, suite d'un sang longtemps vicié, donne des animaux dont le sternum paraît droit au toucher extérieur. Mais comme il ne se dénote que lors de la vieillesse du cheval, soit de douze à seize ans, comme en évitant les accouplements de producteurs et produits, ainsi que l'emploi des poussifs à la production, le tort qu'il fera est peu appréciable ou de peu d'importance, puisqu'il est appelé à disparaître comme les autres cas, dont il n'est que le dernier rejeton. En troisième lieu, à cette époque de sa vie, le cheval est de peu de valeur et bien près d'arriver au terme que l'âge assigne là son aptitude à la production.

Puis enfin la science mise, par moi, sur la voie, pourra perfectionner mes travaux, en trouvant les moyens de reconnaître ce cas comme les autres qui portent le cachet de l'emphysème mieux dessiné, ainsi que les coïncidences énoncées pages 3 et 4 de ce mémoire.

autres ! Enfin, ne suffit-il pas que, lorsqu'ils sont suffisamment féconds pour produire un poulet, ne suffit-il pas, dis-je, que ce poulet vienne au monde avec tous les caractères spéciaux et le cachet de l'emphysème possédés par ses auteurs avant comme après la pousse.

Pourquoi le cheval ferait-il exception à la règle générale, quand, par les raisons exposées dans ce mémoire, l'emphysème doit être plus constant chez lui, plus tenace et plus intense que dans les autres espèces?

Outre cet argument, le moins mauvais peut-être de ceux qu'on a jusqu'alors invoqués contre l'hérédité ou la transmission de la pousse ; plusieurs causes, en aggravant l'emphysème du cheval, ont jusqu'à présent contribué à tromper l'observation ainsi que la science, et à faire considérer son affection comme un cas particulier à son espèce et comme une affection différente de celle des autres. (1)

Au nombre de ces causes sont :

1° Son utilité pendant sa vie et son peu de valeur après sa mort, ce qui engage à le laisser vivre tant qu'il peut porter un collier ;

2° Une nourriture plus stimulante, plus échauffante que celle des autres animaux domestiques, laquelle, jointe au concours d'une surexcitation pulmonaire fréquente occasionnée par le travail, amène tôt ou tard, et suivant la qualité de l'accouplement qui a donné naissance au sujet affecté, amène, dis-je, plus vives et plus intenses ces érosions gangreneuses des vésicules emphysémateuses, ou, si l'on veut, la pousse et ses suites ;

3° La comparaison inopportunément faite de son emphysème avec celui des autres animaux autrement nourris que le cheval et que l'on conduit à la boucherie dès que le leur arrive à l'état de pousse : par conséquent, avant qu'il ait pu, chez eux, passer par les mêmes phases que celui du cheval, qui en meurt ;

4° Le plus grand nombre de cas d'emphysème, dans le cheval que dans les autres races : chose qui, jointe à son intensité plus grande aussi, a dû concourir à persuader qu'il existait une sorte d'emphysème spéciale à chaque race.

Mais, en sus des raisons déjà produites, ne perdons pas de vue que :

1° Dans les races bovine, ovine, canine, porcine, alectrides, etc., toutes les femelles sont indistinctement, et à tout âge, appelées à participer à la production ;

---

(1) Je n'ai pas classé dans les oppositions de la science le mot de quelques vétérinaires prétendant que la déviation du sternum devait être la conséquence d'une inflammation pulmonaire réagissant sur cet os, car cette allégation tombe d'elle-même ; puisque l'animal naît avec cette difformité, par conséquent il la possède bien avant la pousse déclarée ; puis certaines érosions se produisent dans bien des cas sans inflammation, ce qui s'explique par la pousse atténuée à la suite d'affections aéropleuropneumoniques, et la pousse non encore arrivée à son paroxysme.

2° Qu'au contraire, loin d'être employées à la production dans leur jeunesse, et, par conséquent, lorsque leur peu d'âge n'a pas encore permis à l'emphysème de se développer entièrement, les juments n'ont que le travail pour partage. Et cela parce que, en augmentant chez elles la protubérance abdominale, la production leur ôte une partie de leurs agréments et de leurs formes si sveltes, et que, par suite, elle amoindrit leur valeur sur le marché ;

3° Que celles dont l'affection emphysémateuse est arrivée à son paroxysme, soit la pousse et ses suites, sont ordinairement celles que l'on emploie de préférence à la production pour en tirer parti, vu qu'elles sont peu propres au travail et que, mortes, elles sont, pour ainsi dire, sans valeur.

Or, on sait qu'un animal est d'autant plus apte à contracter un vice, que ce vice est resté plus longtemps dans le sang dont le sujet est sorti : on sait bien que l'excès de prolongation de certaines affections amène des phénomènes hors nature ; de ce nombre, on peut citer les bleimes aux genoux des chameaux, qui en portent la prédisposition et l'empreinte dans le ventre de leur mère, comme aussi les volailles aux doigts mutilés pendant plusieurs générations, et qui finissent par engendrer des sujets totalement dépourvus d'ongles.

N'oublions pas non plus que, dans les races bovine et porcine, les étalons, dès qu'ils ont atteint l'âge de trois à quatre ans, moment où ils arrivent à l'état parfait qu'ils peuvent atteindre, deviennent indomptables et méchants, et qu'on est forcé de recourir à la castration.

N'oublions pas qu'on ne laisse guère vivre les vaches et les truies passé huit à neuf ans, parce qu'elles deviennent plus difficiles d'engrais par l'effet d'une mastication défectueuse à cet âge.

Par conséquent, les taureaux ne coopérant à la production que trois à quatre ans au plus, et les vaches six à sept ans au plus, on conçoit que les accouplements entre producteurs et produits soient bien moins fréquents, et que cela explique la moindre quantité de sujets emphysémés parvenant à la pousse entière, que, dans l'espèce chevaline, où les étalons font les remontes neuf à dix ans, et dans laquelle on fait produire les juments jusqu'à quinze, seize, dix-huit et même vingt ans.

Joignons à ces raisons que, dans les autres races, dont la destination finale est de servir à l'alimentation humaine, les femelles emphysémées étant moins robustes et se devenant moins bien, la boucherie est une ressource pour se défaire de la plus grande partie, sans perte notable, tandis que les chevaux n'offrent pas cet avantage.

Si l'on s'obstinait à prétendre que l'emphysème du cheval a une autre origine que celui des autres animaux, parce qu'il présente certains cas d'aggravation en plus grand nombre, on devrait faire autant de cas de cette prétention que de l'opinion d'un homme qui, à l'autopsie, soutiendrait qu'il existe une différence entre l'affection de dix individus attaqués au pied par la même gangrène, mais présentant cette particularité qu'une moitié sortirait de l'hospice avec une jambe de bois, après avoir subi l'amputation, quand l'autre moitié n'en sortirait que pour aller au cimetière, faute d'avoir eu le même courage ou la même résignation.

L'on m'a écrit de haut lieu que « j'avais à tort établi un rapprochement et une assimilation entre l'emphysème de l'œuf et celui du cheval ; que des sourires d'incrédulité avaient erré sur toutes les bouches qui ne s'étaient pas prononcées quand on en est venu à ce point de mon mémoire, par la raison que les emphysèmes, dans l'œuf, sont produits lors de son ouverture, immédiatement après l'évacuation de son contenu, par l'air qui, s'introduisant subitement entre la pellicule et la paroi interne de la coquille, est de suite comprimé et renfermé, au moyen du principe agglutinatif qui en constitue l'adhérence. » (*Extrait d'une lettre d'un représentant, membre du Comité d'Agriculture à la Constituante.*)

Moi, je réponds :

Si la science, ignorant l'origine de l'emphysème et n'en trouvant pas la véritable cause ; si la science, dans son désir bien louable de tout expliquer, en se rendant compte de tout, a admis cette explication, cela prouve, une fois de plus, qu'elle accepte souvent des raisons spécieuses et fausses, faute de mieux.

En effet, sans prétendre que, dans quelques cas rares et exceptionnels, l'œuf ne puisse pas contracter l'emphysème de la manière admise par la science, j'opposerai à ce système, preuve en main, si l'on veut, que, dans les œufs venant de producteurs et produits accouplés ensemble, surtout quand ils sont eux-mêmes marqués du sceau de l'emphysème (la déviation du sternum), j'opposerai, dis-je, que ces taches emphysémateuses sont faciles à observer aux rayons lumineux ou solaires centralisés au moyen d'une porte ou d'un volet entr'ouvert, sans qu'il soit besoin d'ouvrir l'œuf ni de le vider.

Par conséquent, sans que l'air ait pu frapper les parois internes de la coquille, sans qu'il ait pu soulever, par places seulement, la pellicule de l'œuf, ce qui n'est pas rationel, car pourquoi toute la pellicule ne se soulèverait-elle pas sous l'impulsion de l'air ?

Par conséquent, sans que l'air puisse s'y trouver renfermé au moyen du principe agglutinatif.

D'ailleurs, aucun des œufs provenant de volailles bien constituées, puis accouplées convenablement, sans aucun rapport de consanguinité entre elles, n'offre cette particularité ni avant ni après qu'on les a cassés et vidés.

Pour me soustraire à la critique malveillante ou jalouse de quelques hommes de l'art, un praticien distingué et haut placé m'a conseillé d'imiter l'auteur comique supprimant des scènes charmantes pour complaire à l'acteur peu judicieux chargé de faire valoir sa pièce (5).

Un honorable praticien m'a, dis-je, conseillé, pour complaire aux hommes spéciaux et jaloux, de cesser de faire marcher parallèlement l'emphysème de tous les animaux. Mais comme il faudra, tôt ou tard, qu'ils se rendent à l'évidence, j'ai voulu tenter encore une fois, par ce mémoire, de les rappeler à plus de justice. Puis enfin, ayant fini par me décider à le livrer à la presse, il va entrer dans le domaine public et se trouver à l'abri des jalousies qui ne pourront empêcher que, placées par la nature dans les mêmes conditions, les volailles emphysémées puissent offrir les mêmes particularités emphysémateuses remarquées ailleurs, c'est-à-dire déviation du sternum à la carène, foie jaunâtre, insufflation ou expectoration gênée, engrais coûteux, difficile, lent et relatif au degré d'emphysème.

Notons, cependant, avant de quitter l'article des œufs, que, provenant de frère et sœur bien constitués, les œufs mal fécondés, par suite de ce degré de consanguinité, au lieu de se putréfier à l'incubation, conservent leur liquéfaction, ce qui est une variété des effets de la consanguinité dans la fécondation.

Pour dernière raison, enfin, comment, si mon système est faux, expliquer l'absence de la pousse chez l'homme, à qui les lois et la morale défendent les accouplements entre producteur et produit ?

Comment se rendre compte de ce que l'emphysème et la pousse, surtout soient, chez le cheval et l'âne, plus communs, plus intenses et plus précoces que chez le mulet, qui, on le conçoit bien, ne peut être affecté de pousse que par transmission de l'un de ses auteurs, ou, si mieux on aime, par hérédité?

A ces deux questions, qu'a-t-on répondu? Rien.

CHAPITRE III.

Citation des Principaux faits que j'ai observés et qui m'ont déterminé à établir mon système, repoussé par les docteurs d'Alfort.

OVIPARES.

J'avais d'abord présenté timidement, pour l'emphysème de la volaille, quelques observations sur ce sujet à la société centrale d'Agriculture de Rouen (17 mai 1847) comme portant sur un objet bien infime dans l'ordre des animaux domestiques. Mais l'honorable rapporteur nommé et commissionné par cette société a bien voulu dissiper mes craintes d'un mauvais accueil, en s'empressant de m'écrire, dans sa première lettre :

(5) Lettre du même représentant du peuple, membre du comité d'Agriculture.

« L'objet que vous traitez a plus d'importance que vous ne croyez, car le commerce de volailles, pour la consommation de Paris seul, monte à plus de 2 millions de francs par an. »

Puis, dans sa dernière (novembre 1847), il m'écrivit :

« Si j'ai tant tardé à vous écrire, c'est que, comme vous m'y engagiez vous-même, j'ai voulu, par quelques contre-épreuves, contrôler, avant de vous répondre, vos propres expériences.

« J'ai la satisfaction de vous annoncer aujourd'hui que, pour la plupart, elles se sont trouvées d'accord avec votre intelligente et judicieuse appréciation.

« Je me propose d'en faire prochainement un rapport à la société centrale d'Agriculture de Rouen, qui s'empressera, je n'en doute pas, d'en instruire les cultivateurs. »

Mais les commissions hippiques et départementales nommées par les préfets par suite d'une ordonnance ministérielle, commissions sollicitées par mon mémoire adressé au ministre de l'agriculture et de la guerre le 5 septembre 1847, puis la révolution de Février me firent suspendre mes rapports avec la société centrale d'Agriculture de Rouen.

Ces rapports devant reprendre leur cours par suite du renvoi de mon mémoire, fait au président de cette honorable société par le préfet de la Seine-Inférieure, renvoi annoncé par le sous-préfet de Neufchâtel au maire de la Feuillie, il est probable que ce rapport aura lieu, et qu'il remplacera avantageusement ce que je pourrais dire ici, au sujet de l'emphysème, dans les volailles; je n'en parlerai qu'à l'article des pertes ou non-valeurs qu'il a occasionnés aux cultivateurs.

Je dirai seulement que mes essais ont été faits non-seulement chez moi, mais encore dans cinq ou six basses-cours de cultivateurs situées dans diverses localités.

Le cheval comportant presque tous les cas à observer dans l'emphysème des animaux de boucherie, je passerai légèrement aussi sur ces derniers. Je ne mentionnerai que les points qui sont sans importance chez le cheval, mais qui en ont beaucoup dans les animaux de boucherie.

1° D'après les errements que j'indique dans ce mémoire, un charcutier ambulant de ce pays, le sieur Louis Petit, mon voisin, connaissant les effets sans en connaître la cause, a eu de cette manière, et pour 12 francs, un porc qui en valait au moins 70 à 80.

En débattant le prix d'un porc avec un cultivateur du pays, il vint à dire que, sans blâmer l'animal du reste, ce porc n'était pas gras, et qu'il était si sûr de son fait qu'il le paierait bien à raison de 12 francs le kilogramme de panne. Le vendeur, certain de la manière dont il avait été nourri, accepte le marché en disant qu'il lui avait donné pour l'engraisser telle quantité de pommes de terre et telle quantité de résidus de mouture, dits recoupe ou rebulet, et que, d'après cela, il était bien convaincu que son porc devait être gras. Après une pareille nourriture, il eût fourni, bien constitué, de 8 à 10 kilos de panne.

Or, l'animal ouvert en présence de témoins et gratté sur toutes faces, on ne put arriver à fournir le premier kilogramme de panne, et c'est en se basant sur la déviation du sternum que le pari fut proposé par le sieur Louis Petit.

Chez le sieur Guédon (Napoléon), une truie bien constituée, mais saillie par un verrat dont je connaissais l'origine défectueuse, fut annoncée par moi, comme devant donner moins de petits à cette portée qu'à la précédente, où elle avait été saillie par un autre verrat. Le fait s'est réalisé : la portée a été d'un tiers moins forte que la précédente; la cause était que le deuxième verrat employé était en même temps fils et petit-fils du premier, et que sa mère était en même temps sa sœur de père.

Dans la précédente portée, les mâles et les femelles étaient à peu près en égale quantité; dans la deuxième, les mâles composaient un peu moins du tiers de la portée.

Cependant il m'a paru que les produits mal constitués femelles et fécondés par leur producteur mâle offraient généralement plus de prise à l'emphysème que les femelles productrices bien constituées et fécondées par leur produit mâle. Il en est de même pour le nombre dans les portées, mais seulement lorsque les femelles ne sont pas marquées du sceau de l'emphysème.

J'ai remarqué, du reste, dans plusieurs fermes, et chez moi, que les truies et lapines qui ne donnent que six ou sept petits au lieu de douze à quinze, ont presque toujours ce signe de dégénérescence. Je possède une chatte qui est dans le même cas, ce qui prouve la généralité du fait et sa constance invariable (6). Dans les boucheries de second ordre, où l'on tue les bêtes communes, on peut observer surtout, quand les bêtes sont âgées, les mêmes effets pour le suif dans les vaches et les moutons.

2° Le sieur Guédon (Napoléon), cultivateur de la Feuillie précité, me fit voir deux vaches assez belles qui sont encore à son étable; après les avoir touchées, je lui dis qu'une d'elles avait la déviation de sternum et devait être moins bonne; il répondit que c'était vrai et qu'elle donnait bien un kilo de beurre de moins que l'autre, dans la saison, par semaine, quoique les deux vaches pussent être estimées comme bonnes laitières toutes deux.

Mais passons de suite au cheval, le seul dont on veuille s'occuper; au cheval, dont l'emphysème m'attire le plus d'incrédulité et le plus d'opposition au sujet de son origine.

____

(6) Cette chatte, tirée en 1842 de deux lieues de mon domicile, et emphysémée, a donné, aux deux premières portées, trois petits. Un de ses produits de la première portée l'ayant saillie cinq fois, deux portées ont manqué, et trois n'ont donné que deux petits. Son produit une fois disparu, ses portées sont revenues au nombre primitif.

PREMIER EXEMPLE OBSERVÉ.

Un de mes frères, cultivateur en basse Normandie, acheta, vers 1828 ou 1830, un étalon arabe, réformé des écuries du duc d'Angoulême. Amateur de ce genre de chevaux, il fit des élèves que je montai pendant un congé de semestre obtenu par moi en 1834 ou 1835; il me les montrait comme demi-sang, trois quarts de sang, etc.; tous provenaient du même étalon et de plusieurs juments, dans lesquelles se trouvaient des poussives. Un peu plus tôt, un peu plus tard, ses plus beaux élèves le devinrent. Je le questionnai, et il m'assura que cela ne venait ni de ses juments, ni de son étalon, déjà bien vieux, ni de mauvais soins, car il connaissait depuis trop longtemps les prescriptions hippiques à cet égard, et il ajouta que la pousse était un pro-blème jusqu'alors insoluble pour la science, parce que l'on voyait des che-vaux non poussifs engendrer des poussifs; de même que d'autres, atteints de pousse, donner des poulains sans pousse. Plusieurs devinrent aveugles; entre autres, une jument grise, dont je fus obligé de me défaire à cause de cette affection de la vue, à sept ans environ. Cette conversation me frappa, et elle est restée gravée chez moi jusqu'au jour où mes recherches sur la dé-viation du sternum m'ont mis sur la voie.

AUTRE EXEMPLE.

Le sieur François Champion, cultivateur aux Mazis-la-Feuillie, éleva cinq ou six poulains d'une jument qui mourut chez lui de vieillesse, sans avoir jamais dénoté le plus petit indice de pousse. Et un vieux maréchal du pays, existant encore, le sieur Bourelle, dit Bélot, assure avoir été témoin des faits que je vais citer. Il travaillait pour ce cultivateur. Or, cette jument, assure-t-il, vigoureuse jusqu'à son dernier jour, saillie par ses poulains, a donné tous produits poussifs dès l'âge de quatre ans et demi à cinq ans.

Depuis que mes recherches sur la déviation du sternum, de 1842 jusqu'à ce jour, dans les animaux, m'ont mis sur la voie, j'ai demandé à cet homme à quoi l'on attribuait ce vice dans ses produits. Il répondit : L'on disait que, probablement, elle avait été usée d'avoir trop produit. — Mais, lui dis-je, au second, elle ne pouvait pas être déjà usée d'avoir trop produit? elle aurait été mal portante, de mauvais emploi. — Ah ! bien, au contraire, dit-il, elle n'était jamais malade, et tenait mieux au travail que ses poulains, en appa-rence plus forts et plus grands qu'elle.

TROISIÈME EXEMPLE.

Le sieur Couturier, ancien cultivateur de ce pays, présentement retiré à Avesnes, près Gournay, fit la vente d'une douzaine de beaux chevaux. Il possédait chez lui un étalon de choix, servant à couvrir toutes ses juments. Or, lorsqu'il les mit en vente, ses deux premiers élèves seuls n'étaient pas affectés de pousse; tout le surplus, dix environ, l'étaient, et quelques-uns étaient affectés de cécité.

AUTRE GENRE DE POUSSE (HÉRÉDITÉ).

M. Guédon-Dulesmont, propriétaire-cultivateur, membre du conseil général, ainsi que de la société d'Agriculture de Rouen, à qui j'ai exposé mon mémoire, s'est rappelé avoir élevé des poulains provenant de deux juments fortement poussives depuis longtemps, et que ces poulains ont été atteints de pousse dès l'âge de trente mois.

GENRE D'AFFECTION DIT VENT COURT OU VENT HAUT.

Le sieur Champion, déjà nommé, acheta, il y a quelques années, une jument de limon, blanche, à la foire Sainte-Croix. A la visite, le vétérinaire la déclara comme possédant le vent court, mais non la pousse ; contre-expertisée dans les huit jours par le vétérinaire de Neufchâtel, elle donna lieu à la même déclaration. Deux ans après elle était poussive.

Le sieur Ancelin, mon voisin pour ainsi dire, acheta, il y a peu d'années, deux juments, par le prix de 400 fr. l'une. Dans les deux, une fut déclarée à vent court, et, quatre ans après l'achat, elle était poussive ; je le lui avais prédit.

Mon frère, précité, il y a dix ans environ, acheta un jument baie, dite à pas relevé, ou ambe ; elle avait le vent court ; elle devint sujette aux tranchées, puis poussive vers neuf ans.

Le sieur Bulard, aubergiste, possédait un cheval gris sujet aux tranchées ; il avait le sternum très-dévié ; il n'est pas encore poussif, et n'a que trois ans; à quatre ans environ, tout porte à croire qu'il deviendra poussif, aussi le sieur Bulard s'en est-il défait ; mais, comme il a été acheté par un homme du pays, s'il y reste, je l'observerai.

Je pourrais, sans peine, fournir d'autres exemples, car je connais nombre de cultivateurs qui croisent le producteur avec le produit, espérant obtenir des améliorations ; mais comme il est probable que leurs élèves changeront de main avant que l'emphysème arrive à la pousse, je ne pourrai les convaincre de leur faute. C'est au gouvernement, aux sociétés savantes, à les éclairer, car, pour moi, je ne puis faire plus que de publier ce mémoire, que j'ai établi par des études faites avec persévérance, malgré l'opposition faite par des hommes de science.

A la société d'Agriculture centrale de Rouen seule jusqu'alors, reviennent mes remercîments pour les bons et honorables encouragements qu'un seul représentant du peuple, pour le département de l'Aisne, a bien voulu corroborer et approuver.

CHAPITRE IV.

Aperçu sommaire des pertes ou non-valeurs occasionnées par l'emphysème.

A L'AGRICULTURE. — A L'ÉTAT ET AUX OCTROIS. — A L'ARMÉE.

Dans les ovipares ou les alectrides, on peut estimer les pertes éprouvées par l'agriculture à 25 pour 100, pour ne pas dire 33 ; car les cou-

veuses dépensent, pour mener à l'âge de vente des couvées de deux à quatre
poussins, autant de temps et de nourriture que pour en mener douze à
quinze, et restent autant de temps sans pondre.

Or, comme souvent un tiers des couvées manque, il s'ensuit une perte
de 25 à 33 pour 100. Dans les soixante-six poulets qui restent, la moitié
étant emphysémée à des degrés divers, trente-trois sont beaucoup plus
délicats et plus difficiles à conduire à bien, que l'autre moitié, et l'on peut
assurer que onze, au moins, mourront avant les six mois qu'il leur faudrait
attendre, en moyenne, pour la mise en vente.

Il n'en reste donc plus que cinquante-cinq à vendre, qui, à 2 francs,
donneraient 110 francs. Mais le malheureux cultivateur n'est pas au terme
de ses mécomptes inexplicables jusqu'alors, car l'engraisseur, sachant que
les poulets à sternum dévié (connus sous le nom d'os crochu), quoique
plus voraces, n'engraissent ni si vivement ni si bien que les autres, fait, sur
ces poulets difformes, une retenue de 50 centimes; c'est donc sur les
vingt-deux sujets, 11 francs, qui, déduits des 110 francs, ne laissent au
cultivateur que 99 ou 100 francs.

Ces 11 francs représentent la valeur de plus de cinq poulets, c'est donc
ce nombre qu'il a nourri pendant six mois pour rien, et six quand les
poulets ne se vendent que 1 franc 50 à 1 franc 75.

Il ne vend donc, en effet, que cinquante poulets quand il en a nourri
cinquante-cinq pendant six mois, et perdu trente-trois œufs, qui, avec la moins
value de la nourriture de la couveuse, égalent encore plus que la valeur
du cinquante-sixième, et diminuent son produit de vente de 13 pour 100.

Maintenant, si l'on considère que, sans l'emphysème, non-seulement il
eût reçu 13 francs de plus, mais qu'il eût encore retiré des trente-trois
œufs perdus vingt-deux poulets, au moins, qui lui eussent seulement donné,
avec très-peu de nourriture, net de 12 à 15 fr., on trouvera que, défalcation
des pertes, les cent œufs lui ont donné 25 à 28 francs de moins qu'il
n'eût dû retirer, sans compter que, faute de pouvoir se rendre compte de
tant de déficit, le cultivateur ne donne à ses poules que dix à douze œufs,
espérant atténuer ce déficit, tandis que certaines poules, couvant à la dé-
robée, ramènent parfois dix-huit à vingt poulets sur vingt-deux ou vingt-
trois œufs; donc, on pourrait hardiment donner dix-huit œufs à chaque
poule, et augmenter par là le produit de 50 à 60 pour cent du produit
actuel.

L'on va sans doute me reprocher de consacrer tant de pages à l'emphysème de la volaille, le moins apprécié de tous, quand je passerai si vivement sur les animaux de boucherie, mais je le fais par opposition à celui
du cheval, le seul dont on se soit sérieusement occupé et inquiété.

En second lieu, c'est parce que, si la fécondation s'opère de même, l'incubation porte à tort à le faire classer différemment.

En troisième lieu, c'est pour démontrer que si, pour cette race, les non-valeurs de chaque basse cour sont considérées comme peu importantes, la République doit s'y intéresser beaucoup, car, en agriculture, ces pertes pour la France se comptent par millions. La consommation de chaque département, portée à la moitié de celle de Paris, on trouvera que ce commerce est de 87 millions, qu'on peut porter à 130 millions de francs par année, ou, si l'on préfère, qu'on peut réaliser le mot d'Henri IV sur la poule au pot en la mettant plus à la portée de l'ouvrier, tout en augmentant l'engrais.

Si nous passons aux multipares, nous trouvons la même proportion et les mêmes effets.

En effet, les truies, comme les lapines emphysémées, quoique bien accouplées, ne donnent que de quatre à huit petits, au lieu de douze à quinze que les autres donnent quand elles sont convenablement accouplées. Ainsi, admettons, pour les sujets emphysémés, le chiffre sept, qui est presque le maximum, et douze pour les non défectueux, ce qui est presque le minimum; ce sera un avantage de plus de 30 p. 100 si l'on considère que les pertes seront plus fortes dans les emphysémés, on pourra admettre un septième chez l'un et un douzième chez l'autre. Mais admettons à l'inverse un septième l'un et un sixième l'autre. C'est donc d'un côté six cochons, et de l'autre dix, à conduire au marché, sans compter qu'individuellement, les dix se vendent plus cher que les six; mais admettons encore le même prix, soit 8 francs : une portée donnera 30 francs, et l'autre 48 francs.

N'oublions pas cependant que les six ont coûté en frais, soins et nourriture, autant que huit ou neuf des autres, et qu'ils valent moins sous tout rapport, car si on les élève jusqu'à quatre ans pour les engraisser, ils donneront de un à cinq kilogrammes de panne au plus, quand les autres en donneront de dix à treize, ce qui fait qu'aujourd'hui la panne vaut le double de la viande de porc, tandis que, si l'on prenait plus de soin à ce genre de produits, les prix tendraient à s'égaliser, point important pour la pharmacie et surtout pour les arts qui en consomment tant.

Les octrois y gagneraient aussi, car, l'entrée se payant au poids, ils y trouveraient un avantage de 25 pour 100, comme le cultivateur.

Plus nous montons l'échelle des animaux domestiques, plus nous trouvons d'énormité dans le chiffre des produits ou des avantages à retirer.

Je passerai sur la race ovine, branche bien importante pourtant, parce que ce qui a été dit et sera dit pour les autres animaux leur est applicable, bien que l'on m'ait opposé ceux de Durham, en Angleterre, genre dans genre, et non pas sang dans sang. Mais il me serait facile d'expliquer cette contradiction apparente, si je ne craignais de trop m'étendre et de trop fatiguer mes lecteurs, avant d'arriver au cheval, qui intéresse le plus.

Je passerai presque aussi vite sur la race bovine, si intéressante pour la nourriture et les divers besoins de l'homme en société ; seulement je dirai que les qualités et productions butireuses sont en rapport avec le cachet de l'emphysème (la déviation du sternum), et que l'animal emphysémé et, conséquemment, mal constitué, absorbant plus de nourriture qu'un autre, on aurait le plus grand intérêt à éviter cette affection de poitrine, afin d'obtenir, avec la même somme de nourriture, plus de viande, de meilleurs fumiers, plus de beurre, et surtout plus de suifs, car la France, n'en produisant pas assez pour sa consommation, en tire de la Russie pour plusieurs millions de francs tous les ans.

Or, si l'on considère que (les grandes villes exceptées, parce qu'on y tue presque toutes les bêtes de choix) les vaches n'en produisent qu'entre douze et quarante kilogrammes, non-seulement on aura peine à se rendre compte de l'énorme différence qui existe entre ces deux chiffres, mais encore on se dira que, dans cette qualité d'animaux, la nourriture étant à peu près la même partout, il faut réellement qu'il y ait eu jusqu'alors une raison inconnue pour établir une si grande différence dans la production du suif chez les bêtes ordinaires dont, je le répète, la nourriture est presque la même partout.

La moyenne est donc de vingt-cinq kilogrammes, tandis que, si l'on évitait d'employer à la production les bêtes ayant le cachet de l'emphysème, et que l'on apportât plus de soin aux accouplements, la moyenne serait au moins de trente-cinq à trente-six kilogrammes. Observons cependant que, dans nos campagnes, il y a tout au plus une bête sur dix qui donne quarante kilogrammes de suif, ce qui réduit le plus souvent la moyenne à moins de vingt kilogrammes.

En comptant qu'en France les 37,148 communes n'aient qu'un boucher chacune tuant seulement une vache par semaine, et qu'elles ne produisent que 10 kil. de suif en moins, soit 260 kil. par an, cela donne 9,658,480 k., qui, à 1 franc, égalent 9,658,480 francs.

Cependant, qu'on remarque bien que chaque commune de ville comporte plus d'un boucher, car bien des bourgs en ont 2 et 3, Rouen en a 75, et chaque commune de Paris 80, Lyon, Bordeaux, Marseille, etc., de même, et que, dans ces villes, il y a au moins moitié de basse boucherie, dans laquelle on peut généralement porter le moins valu à 15 kil. au lieu de 10 kil., sans compter que, dans les villes, pas un seul boucher ne suffirait à sa clientèle avec une seule vache la semaine.

Je prie mes lecteurs de bien remarquer avec quel soin je déprécie les avantages, sans quoi une statistique exacte trouverait plus de 40 millions de francs, sans mettre en ligne de compte la qualité de la viande et les pertes moins fréquentes, puisque les ruminants emphysémés sont sujets à gonfler dans le trèfle vert et humide beaucoup plus que les autres, chez qui il n'occasionne, la plupart du temps qu'un dérangement excrémentiel.

Enfin j'arrive à l'emphysème du cheval, le seul dont on ait pressenti l'importance.

J'ai dit, au commencement de cet ouvrage, l'intérêt et l'importance bien motivés que l'on portait à l'espèce chevaline. Je vais tâcher, maintenant, de faire envisager le tort immense que fait l'emphysème du cheval en France seulement.

D'après le décret de 1848, l'armée a dû recevoir pour sa remonte 33,000 chevaux; dans d'autres années elle ne va qu'à 22,000. Ainsi, admettons comme moyenne 20,000 au lieu de 27,500. Le gouvernement les achète 500 francs l'un; à ce prix, l'on peut ajouter 100 francs de frais accessoires pour route, conduite au corps, achat, visite, station, infirmerie, etc, soit 600 fr., prix de revient à l'entrée du manége.

Bien qu'à cinq ans et par les grandes connaissances hippiques des hommes spécialement chargés des remontes, beaucoup de cas de pousse puissent être évités, on doit compter qu'un cinquième sera affecté de pousse, soit 4,000; mais admettons seulement un sixième : ce sera encore 3,333, et la fraction de 333 chevaux à 500 francs soit 166,500 francs négligée, il restera encore 3,000 chevaux 1,500,000 francs de déficit à éprouver, puisqu'ils reviennent à 600 francs à l'entrée au manége et qu'en instruction et nourriture pendant le temps qu'on les dresse, ils coûtent bien 200 francs que leur service ne rend pas, car, on en congédie beaucoup au bout d'un et deux ans de service.

De plus, en cas de guerre, où l'-àpropos vaut dix fois plus que l'argent, on a perdu un an à dresser des chevaux qui ne peuvent entrer en campagne sans compromettre le cavalier.

Dans l'agriculture et le commerce, on peut, sans exagérer, porter au tiers le nombre des sujets affectés d'emphysème, qui, ne donnant que demi-durée, réduisent le travail des chevaux d'un sixième, tout en dépensant plus. Or, quiconque connaît la statistique des chevaux en France, appréciera facilement l'énormité de la perte, qui est à défalquer de la valeur intrinsèque de la totalité, et dont la non-valeur se comptera aussi par millions.

Pour le commerce et l'armée, le cheval n'est qu'un instrument accessoire dont un peu plus ou moins de durée n'entraîne pas la ruine du possesseur; mais, dans la petite agriculture, c'est bien différent, et je sais bon nombre de petits cultivateurs, déjà gênés, que les pertes éprouvées par la pousse mettent à deux doigts de la ruine complète, et d'autant plus blessante, que le cheval étant leur premier instrument de travail, la nécessité les force d'en souffrir longtemps avant de se décider au sacrifice des 7 à 800 fr. qu'il leur faut pour remplacer une jument poussive, et une trop âgée qui aurait pu être remplacée par une des pouliches de la poussive. Espoir perdu! car, souvent, un poulain de dix-sept à dix-huit mois, issu d'une poussive, et, par cela même, plus délicat, meurt sans avoir payé un sou des sacrifices fails pour l'élever jusqu'à cet âge, tandis qu'il aurait eu dix bonnes chances pour vivre, contre une mauvaise, s'il eût eu une autre origine, dont il aurait reçu une constitution plus robuste.

CHAPITRE V.

Du problème posé par le Ministre de la guerre, en 1847, après que mon manuscrit eut attiré son attention sur ce point.

QUELS SONT LES MOYENS D'AUGMENTER LA PRODUCTION DE L'ESPÈCE CHEVALINE EN FRANCE ?

QUELS SONT LES MOYENS DE L'AMÉLIORER ?

Je ne serai peut-être pas excusé d'une prolixité que l'importance du sujet mérite, et que je ne saurai peut-être pas empêcher d'être ennuyeuse; mais la fonte brute, en passant par des mains habiles, produit le fer carbonisé ou l'acier le plus pur; or, mon travail peut avoir le même sort.

D'après le chiffre des deux dernières remontes, l'une de 22,000 et l'autre de 33,000, ordonnancées et décrétées en 1847 et 1848, la moyenne de 27,500 chevaux a été réduite, par moi, à 20,000, sur lesquels 3,000 peuvent être regardés comme atteints d'emphysème et deviendront poussifs. Mais rétablissons le chiffre plus vrai de 5,000 chevaux, représentant 2 millions perdus, par an, jusqu'à ce jour, et retrouvés par l'extinction de l'emphysème.

Or, si l'État, ne voulant pas profiter de ce bénéfice, le laisse à l'agriculture, en payant les chevaux de remonte 600 fr. au lieu de 500 fr., il arrivera nécessairement que l'industrie agricole, débarrassée des non-valeurs occasionnées par l'emphysème, en élèvera beaucoup plus. Aujourd'hui ces non-valeurs, en agriculture, vont au moins à 33 pour 100. Ainsi, n'admettons que ce nombre de poussifs en moyenne, lequel nombre, dans la petite agriculture, peut monter à 50 pour 100, car c'est elle qui emploie le plus de juments poussives, à cause du bas prix, et, par conséquent, c'est elle qui en produit le plus.

Malgré cela, n'admettons que 25 pour 100, sur un cheval de 400 francs; ce sera donc 100 francs qui, joints aux 100 autres francs accordés par le ministre de la guerre, en plus du prix actuel, donneront, en réalité, 200 francs par cheval de plus qu'aujourd'hui au cultivateur.

Mais, me dira-t-on, l'État ne profitera donc en rien de l'amélioration ?

C'est une erreur.

Le ministère de la guerre n'y gagnera qu'une meilleure qualité de chevaux, c'est vrai, puisqu'il dépensera la même somme qu'aujourd'hui, mais, pour la République, ce sera du grain mis en terre, car, chaque année, l'Allemagne et l'Angleterre fournissent à la France 15,000 chevaux environ, qui, à 500 francs, forment un tribut de 7,500,000 francs au moins, que la France paie à l'étranger, et qui resteront bientôt dans l'agriculture française, laquelle trouvant, dans son industrie, un bénéfice plus raisonnable, ne demandera pas mieux que d'élever assez de chevaux pour dispenser l'Etat de payer ce tribut, et profiter elle-même de ces 7 à 8 millions donnés à l'étranger.

Les chevaux étant généralement plus robustes et plus communs, l'Etat aura plus de choix à faire, et gagnera beaucoup sur la qualité des chevaux, sans être exposé, lorsque la guerre est imminente, à ce que les roitelets de l'Allemagne mettent l'embargo sur les remontes destinées à la France, comme en 1830 et 1840. Puis, par la même raison, le prix des charriages tendra à rester moins éloigné de celui des transports faits par la vapeur.

De plus, l'Etat aura moins à faire pour encourager la petite agriculture, dont le cheval est aujourd'hui l'axe du travail, en même temps que la première cause de la gêne, tandis qu'il sera plus tard le premier instrument de son travail et la source de son bien-être. Par conséquent, le cultivateur s'y intéressera davantage, lui donnera plus de soins et le ménagera plus qu'aujourd'hui. Guidé par son intérêt, il sera plus doux pour cet animal si nécessaire à l'homme, naturellement porté à l'affectionner comme le pauvre aime son chien.

Enfin, par ce moyen, et sans plus de dépenses, se trouvera résolu le problème posé sur la question de savoir les moyens à employer pour augmenter la production de l'espèce chevaline et pour venir en aide à la petite agriculture, en attendant qu'on puisse mieux faire ou faire plus. Je n'ai pas besoin d'indiquer, je pense, la surveillance à exercer sur les étalonniers et les détenteurs de taureaux (7).

J'aurais été dignitaire de l'Etat en 1847, l'on se serait enquis de mes études, l'on m'aurait appelé au sein des commissions spéciales, pour y exposer mon système avec tous les détails contenus dans ce mémoire, détails qu'on ne peut se permettre d'adresser à un ministre chef d'une administration très-étendue ; mais, n'étant qu'un simple épicier de village, sans fortune, on s'est contenté d'ouvrir les yeux sur l'importance du sujet, et de composer les commissions hippiques d'hommes très-honorables et très-experts, sans doute, mais n'ayant pas les éléments nécessaires pour juger avec connaissance de cause une question neuve et non encore étudiée du point de vue désigné dans ce mémoire.

Pour arriver au but, je me résigne donc, après avoir hésité deux ans, à faire les frais, relativement énormes, de l'impression. Puissent mes efforts surmonter les obstacles et être couronnés par le succès en me faisant obtenir l'approbation des gens sages et dévoués à la patrie, que je veux servir aujourd'hui par mes études et mes observations, après l'avoir volontairement servie par les armes et dans l'industrie manufacturière!

A^{dne} **SELLIER**.

Rouen, ce 4 mai 1849.

---

(7) Il suffirait, pour les taureaux, d'exiger, sauf indemnité, la castration de l'étalon après la remonte, et retarder la castration d'une partie de ceux qu'on conduit à la boucherie.